Hilfe ich bin zu dick

Abnehmratgeber für Personen die ohne hungern schlank werden wollen.

Autorin: Kristin de Mar

Weitere Bücher der Autorin:

HILFE WIE FINDE ICH MEINEN TRAUMPARTNER

http://www.amazon.de/Hilfe-finde-meinen-Traumpartner-21-Jahrhundert-ebook/dp/B00JZ2G9UE/ref=sr_1_7?ie=UTF8&qid=139887652 9&sr=8-7&keywords=kristin+de+mar

HILFE ICH BIN ZU SCHÜCHTERN

http://www.amazon.de/Hilfe-ich-bin-sch%C3%BCchtern-Selbstvertrauen-ebook/dp/B00JG5KMBC/ref=sr_1_2?ie=UTF8&qid=13988765 29&sr=8-2&keywords=kristin+de+mar

HILFE MEIN KIND IST ZU DICK

http://www.amazon.de/Hilfe-mein-Kind-ist-dick-ebook/dp/B00I51PF88/ref=sr_1_3?ie=UTF8&qid=139887652 9&sr=8-3&keywords=kristin+de+mar

EROTISCHE GUTE NACHT GESCHICHTEN

http://www.amazon.de/Erotische-Gute-Nacht-Geschichten-Teil1-ebook/dp/B00H147790/ref=sr_1_10?ie=UTF8&qid=13988765 29&sr=8-10&keywords=kristin+de+mar

HILFE ICH BIN ZU DICK

http://www.amazon.de/Hilfe-ich-bin-dick-Abnehmratgeber-ebook/dp/B00IMNWXP2/ref=sr_1_3?ie=UTF8&qid=1403540936&sr=8-3&keywords=kristin+de+mar

HILFE ICH BRAUCHE DRINGEND GELD

http://www.amazon.de/Hilfe-ich-brauche-dringend-Geld-ebook/dp/B00KK2LLCO/ref=sr_1_5?ie=UTF8&qid=1403540936&sr=8-5&keywords=kristin+de+mar

Impressum, Herausgeber und Copyright:

INFO-Verlag

Helmuth Graf

Box: 101337

Züricherstrasse 161

8010 Zürich

Schweiz

INFO-VERLAG@IST-EINMALIG.DE

Inhaltsverzeichnis

Vorwort

Liebe Abnehmfreunde,

40% der Menschheit in Europa ist zu dick!

Neben falscher Ernährung, zählt vor allem der Mangel an Bewegung zu den häufigsten Ursachen, dass die Menschheit in unseren Breitengraden immer dicker werden.

Wo liegt eigentlich das Problem?

Die Menschheit hat ja von Natur aus einen natürlichen Bewegungsdrang und wir kommen auch nicht dick zur Welt.

Allerdings lässt uns der Wohlstand vergessen, was gut und schlecht ist. In jeder Lebenslage wird abgewogen was gut oder schlecht für uns ist, beim Thema essen scheint dies nicht zu funktionieren.

Wir alle sollten uns mehr Gedanken darüber machen, wie wir mit unserem Körper umgehen. Das beinhaltet gesundes Essen und ausreichende Bewegung. Bequemlichkeit ist der Tod für unseren Körper und jahrelange ungesunde Ernährung führt nachweislich zu schweren Erkrankungen.

Bauen Sie selbst Bewegung in Ihren Alltag ein und essen Sie gesunde Lebensmittel. Dann schadet auch hin und wieder eine kleine Belohnung, die das Leben versüßt nicht.

Folgen Sie mir durch mein Buch, das sich mit genau diesem Thema beschäftigt und nehmen Sie wichtige Tipps und Ratschläge mit auf Ihren Weg. Für eine gesunde Zukunft und ein Wohlbefinden bis ins hohe Alter.

KURZBESCHREIBUNG

Wie Sie in diesem Buch sehen werden, gibt es viele Möglichkeiten, Ihr Gewicht in den Griff zu bekommen.

Oft haben Programme zum Gewichtsverlust viele Probleme an sich. Wer will schon hungrig zu Bett gehen, oder sich tagsüber durch den Diätjungle plagen. Schwierige Kochprogramme, die nur funktionieren wenn man einen Privatkoch zu Hause hat, sind auch nicht von Vorteil.

Viele dicke Menschen haben auch gar keine Zeit stundenlang am Herd zu stehen, denn die meisten sind berufstätig und haben so oder so schon wenig Zeit zur Verfügung.

Deshalb hilft nur etwas, eine vernünftige Gewichtsreduktion kann nur dann funktionieren, wenn sie einfach und unkompliziert von sich geht und genau die werde ich ihnen vorstellen.

Es gibt drei Dinge auf die Sie achten sollten:

Körperliche Aktivität:

Finden Sie eine Sportart, die Ihnen Freude bereitet, denn dann werden Sie es auch gerne machen.

Geregeltes, gesundes Essen:

Stellen Sie das Essverhalten langsam um, so werden Sie es gar nicht bemerken, wie immer mehr gesunde Lebensmittel Einzug nehmen.

Das Verhalten verändern:

Fasten ist nicht erlaubt, aber gesundes Essen ist das wichtigste bei der Gewichtsreduktion.

Kapitel 1

Probleme, die bezüglich Ihres Gewichts auftreten.

Für viele übergewichtige Personen sind gesundheitliche Probleme die kleinsten ihrer Sorgen. Mehr machen ihnen jedoch die Hänseleien und Sticheleien im Alltag zu schaffen.

Doch sie haben nicht nur damit zu kämpfen, was andere über sie denken, sondern vor allem auch, was sie selbst über sich denken. Als erwachsener Mensch haben wir uns einen kleinen Polster zugelegt und zwar einen Schutzpolster, der uns vor diesen Angriffen schützt.

Viele Personen sind depressiv, weil sie besessen sind von dem Gedanken an ihr Gewicht. Sicherlich gibt es auch das Gegenteil, Übergewichtige die sich keine Gedanken über ihren Körper machen. Das kommt immer auf die Familie an, ob das Körpergefühl ein Thema innerhalb der Familie ist, oder eben nicht.

Doch zurück zu den Personen, für die es sehr wohl ein Problem ist, dick zu sein. Dabei ist es ganz und gar nicht hilfreich, dass jedes Model und jeder Schauspieler spindeldürr ist. Daran kann man wiederrum sehen, was für ein Druck auf übergewichtigen Menschen lastet.

Eine Umfrage ergab, dass dicke Personen ihre Lebensqualität als so hoch wie die eines Krebspatienten unter Chemotherapie einschätzen.

Es gibt andere Studien, die offenlegen, dass erhöhtes Vorkommen von Depressionen, geringe Selbstachtung und Isolation von anderen Mitgliedern der Altersklasse vorkommt, was wiederum Verhaltensstörungen bei manchen Personen auslöst.

Bei diesen Personen ist es weniger wahrscheinlich, dass sie eine höhere Ausbildung absolvieren oder ihr inneres Gleichgewicht finden. Ebenso ist es erwiesen, dass sie Teil der unteren sozioökonomischen Gruppe sein werden. Ausnahmen bestätigen natürlich immer die Regel.

Noch schlimmer ist es jedoch, dass übergewichtige Menschen sehr hart mit sich selbst ins Gericht gehen und sich auch von anderen häufig schlecht behandelt fühlen.

Eine Studie, die durch Latner und Stunkard durchgeführt wurde, sagt aus, dass diese Situation von Jahr zu Jahr schlimmer wird.

Bald treten bei diesen Personen schon gesundheitliche Schäden auf, die nur schwer zu beheben sind und nur durch harte Konsequenzen bereinigt werden können.

Häufig leiden schon übergewichtige Personen an Herz- und Gefäßkrankheiten, sowie Magen/Darmproblemen, orthopädischen und neurologischen Problemen, sowie Problemen der Atemwege und vor allem Bewegungseinschränkungen.

Heute gibt es schon überall Abnehmprogramme oder Abnehmcamps, die dicken Menschen helfen sollen, ihr Leben wieder lebenswert zu gestalten.

Diese Programme kombinieren psychologische Therapie und Verhaltenstherapie, damit sich Übergewichtige wieder in ihrem Leben zurechtfinden.

Kapitel 2

Das Selbstbewusstsein wieder zu finden und sich essenstechnisch zu erziehen.

Ungefähr 40 % der Erwachsenen zwischen sind übergewichtig oder sogar fettleibig. Tatsächlich gibt es jetzt aber ungefähr eine höhere Dunkelziffer an erkrankten Personen, die Einschränkungen in ihrem Leben in Kauf nehmen, wie zum Beispiel, hoher Blutdruck, hoher Cholesterinspiegel, oder beginnender Diabetes.

Studien besagen, dass ein Kind, das im Alter von 6 Jahren fettleibig ist, eine 50% Chance hat, auch im Erwachsenen Alter übergewichtig zu sein.

Wenn noch dazu eines der beiden Elternteile übergewichtig sein sollte, dann kann dies zu einer 80% Chance führen, auch als Erwachsener dick zu sein.

Dies sollten sehr ernüchternde Erkenntnisse für alle Personen sein. Vor allem, wenn man schon als Kleinkind Anzeichen des Übergewichtes gehabt hat.

Hier sollte rasch eingegriffen werden. Sie können gesündere Verhaltensweisen erlernen, sowohl bezüglich ihrer Ernährungsgewohnheiten, als auch in Bezug auf ihre körperliche Aktivität- das alles wird ihnen helfen Gewicht zu verlieren.

Dieses Buch wird ihnen genau vor Augen führen, dass es wichtig ist, wählerisch bei der Auswahl an Lebensmittel zu sein. Die Wohlstandsgesellschaft führt zu Überfluss an Nahrungsmittel, wo man nur hinschaut. Essen dient schon lange nicht mehr um den Hunger zu stillen, sondern ist eine

Freizeitaktivität geworden. Essen gibt es überall, wo man nur hinsieht, dies hat sich in den letzten Jahren stark verändert. Wenn man zurückdenkt, hat man früher die Jause von zu Hause mitgenommen und da gab es nichts anderes, bis man wieder zu Hause war. Heute sieht die Sache etwas anders aus, sicher gibt es noch immer einige, die ihre Lunchbox von zu Hause mitnehmen, aber in der Natur sieht die Sache so aus, dass man gerne und oft auswärts isst, oder die Snacks in der Kantine holt. Dort wird dann viel zu oft zu Süßkram gegriffen, und das schon am Vormittag. Die Bäckereien auf dem Weg zur Arbeit, bieten zu 90% ungesunde und dickmachende Süßspeisen an und jeder greift gerne darauf zurück, wenn einen der Heißhunger packt.

Essen sollte niemals eine Belohnung oder eine Strafe sein. Essen sollte einen einzigen Zweck haben und zwar satt zu werden, wenn man Hunger hat.

Hunger ist auch ein weiteres Thema. Essen sollte man auch nur, wenn man hungrig ist und nicht, weil es gerade Mittag ist oder, weil es gerade langweilig ist, oder weil die Chipspackung so gut zum Fernseher passt. Die Menge des Essens sollte auch vom Hunger abhängig sein. Man sollte nur so viel essen, bis man kein Hungergefühl mehr verspürt. Auf das Hungergefühl zu achten, haben die meisten schon verlernt.

Jedoch muss betont werden, dass nur mit medizinischer Zustimmung und unter Aufsicht des Arztes das Gewicht reduziert werden sollte.

Viele Ärzte ziehen es vor, das Gewicht eines übergewichtigen Menschen langsam zu reduzieren, bis die Relation von Körpergröße und Gewicht wieder zueinander passt.

Ich möchte mit ihnen folgende 4 Punkte behandeln, die Ihnen die Ernährung und die körperliche Betätigung erleichtern soll.

Der jährliche Durchcheck beim Arzt um Ihre Gesundheit und Ihr Gewicht zu kontrollieren:

Besonders wichtig ist, von Beginn an der jährliche Durchcheck beim Arzt. Das ist schon mal der richtige Weg, um Ihr Gewicht im Auge zu behalten, oder der erste Schritt, um sich um das bereits bestehende Übergewicht zu kümmern. Gemeinsam werden monatliche Kontrolltermine fixiert, um ihnen die Gewichtsreduktion zu erleichtern. In besonders heiklen Fällen und bei besonders hohem Übergewicht, werden Ernährungsberater oder sogenannte Ernährungsambulanzen zu Rate gezogen. Dort bekommen Sie genaue Ernährungspläne und auch die sportlichen Aktivitäten, werden genauestens besprochen. Im Normalfall, funktioniert es aber durchaus zu Hause.

Bevor Sie allerdings Änderungen in ihrem Leben vornehmen, nehmen Sie sich ein paar Minuten Zeit und überlegen Sie, wie das Leben in ihrem Zuhause so aussieht.

Erlauben Sie sich die Möglichkeit, jederzeit so viel zu essen, wie Sie möchte, oder gibt es strikte Essenzeiten? Was essen Sie?

Werfen Sie zuerst mal einen Blick darauf, wie viele Stunden Sie vor dem Fernseher, oder vor dem Computer verbringt. Ein Erwachsener sollte im Durchschnitt bis zu 24 Stunden in der Woche vor dem Fernseher verbringen. In der Realität sieht das zurzeit leider ganz anders aus. Der Fernseher, ist der Freund in einsamen Stunden geworden. Die meisten Personen, brauchen immer Lärm oder Stimmen um sich und dazu eignet sich der Fernseher am allerbesten. Geräuschkulisse nonstop, das brauchen viele Personen rund um die Uhr. Bei vielen Personen, läuft der Fernseher nicht zum Fernsehen sondern als Geräuschkulisse. Das sollte man vermeiden. Bewusstes Fernsehen muss eingeführt werden. Gezieltes hinhören und beschränkte Einschaltzeit, das ist der erste Schritt zu der positiven Veränderung in Ihrem Leben. Denn auch dies hat indirekt mit ihrem Übergewicht zu tun.

Protokollieren Sie jede Zeit, die Sie vor dem Fernseher oder vor dem Computer sitzen und versuchen Sie, diese Zeit zu halbieren. Auch so bleibt ihnen immer noch genug Zeit, vor den Geräten zu verbringen.

Versammeln Sie ihre Familie zu den Mahlzeiten am Esstisch. Gegessen wird gemeinsam am Esstisch und zwar ausnahmslos, denn nur so haben Sie eine Kontrolle, wer wie viel und vor allem wann isst. Durch so eine kleine Veränderung kann nachweislich verhindert werden, dass jeder isst was er will und wie viel er will.

Nun müssen Sie ihren Kühlschrank und ihre Vorräte ins Visier nehmen. Zu welchen Lebensmitteln greifen Sie meistens, wenn Sie hungrig sind?

Wenn diese Nahrungsmittel zu stark Fett- oder Zuckerhaltig sein sollten, greifen Sie lieber zu Obst oder Gemüse als Zwischenmahlzeit.

Für die nächste Zeit, vor allem für die Zeit in der Sie Gewicht verlieren wollen, darf es Zuhause keine Nasch- oder Süßigkeitenlade geben! Es wird für Sie ohnehin schon schwierig genug sein, den Versuchungen standzuhalten, auch ohne dass Sie zu Hause Süßigkeiten horten.

Lassen Sie sich nicht durch Beleidigungen oder Ermahnungen zum Abnehmen zu bewegen:

Weder bei Erwachsenen, noch bei Kindern funktioniert es, sie durch ewiges Meckern zum Abnehmen zu bringen. Ein übergewichtiger Mensch weiß selbst, dass er zu viele Kilos auf die Waage bringt, auch ohne dass jemand ihn ständig daran erinnern.

Was ein Übergewichtiger jedoch meistens nicht weiß, wie er die lästigen Pfunde wieder los wird und sein angekratztes Selbstvertrauen wieder aufbaut. Jeder Mensch möchte die

Gewissheit haben, dass er so geliebt wird wie er ist. Egal wie er aussieht, egal wie gut er im Berufsalltag zu recht kommt und vor allem egal wieviel Gewicht er auf die Waage bringt. Für die Außenwelt kann es wiederum sehr schwierig sein, jeden so zu akzeptieren wie er ist. Es gibt eben solche und solche. Auch beim Gewicht, haben dünne Eltern nicht automatisch dünne Kinder und umgekehrt. Deshalb muss man der Sache Zeit geben und daran glauben, dass die Maßnahmen, die wir ihnen beibringen eines Tages Früchte tragen werden. Es wird eine gewisse Zeit in Anspruch nehmen, denn die überflüssigen Kilos sind auch nicht über Nacht auf ihren Rippen gewachsen. Deshalb ist es auch so extrem wichtig eine Ernährung zu finden, die Sie im Alltag nicht behindert, oder bei der Sie nie satt werden. Denn je nachdem wie viel Übergewicht Sie haben, wird es einige Zeit bei dieser Ernährungsform bleiben.

Besonders leicht ist es natürlich, wenn die ganze restliche Familie sich solidarisch zeigt und am Ernährungsplan und an der Ernährungsumstellung mitmacht.

So bekommt niemand das Gefühl, anders zu sein als der Rest der Familie. Zusammen geht alles leichter und gesundes Essen schadet auch der restlichen Familie nicht.

Das heißt, dass wir unseren Kindern schon zeigen sollten, wie eine gesunde Mahlzeit aussieht. Sicherlich ist es in der heutigen, schnell lebenden Zeit schwierig, sich genug Zeit fürs Gestalten von Essen zu nehmen. Das Angebot an Fastfood und Schnellimbissen lockt überall und es ist immer bequemer, sich schnell ein fertiges Essen mitzunehmen, als sich selber an den Herd zu stellen. Aber genau dort lauert die Gefahr!

Wie sieht eine gesunde Mahlzeit überhaupt aus?

Die gesunde Mahlzeit besteht zur Hälfte aus Gemüse oder Salat. Zu einem Viertel aus stärkehaltigen Lebensmittel (Reis oder Nudel) und zu einem Viertel aus proteinreichen Lebensmittel, wie Fleisch oder Fisch.

Sie müssen sich auch aber bewusst sein, dass die Versuchung Süßigkeiten einzukaufen da sein wird und ihre Ernährungspläne durcheinander bringen kann. Die Ernährungsumstellung wird auch sicher nicht von heute auf morgen Früchte tragen, denn Sie waren jahrelang gewohnt war anders zu essen, Ihr Körper wird sich teilweise weigern oder Sie sogar boykottieren. Sie brauchen viel Geduld, aber es wird sich langfristig lohnen. Schließlich geht es um ihre Gesundheit, für die Sie verantwortlich sind.

Sport und Bewegungsprogramm für die gesamte Familie sollte auf dem Tagesplan stehen:

Bewegung ist wichtig!

Die Weltgesundheitsorganisation WHO empfiehlt **mindestens 30 Minuten** Bewegung am Tag, für Personen mit sitzender Tätigkeit. Um Übergewicht vorzubeugen, sollte man sich am Tag sogar 1 Stunde intensiv körperlich betätigen.

Eine gute Art, die alten Gewohnheiten ein zu brechen, ist es zusammen mit der ganzen Familie sportliche Aktivitäten zu planen. So werden nicht nur Kalorien verbrannt, sondern es wird auch eine Basis für die Eltern-Kind-Kommunikation geliefert. In der heutigen Zeit bleibt leider immer weniger Zeit für gemeinsame Aktivitäten und gerade diese, sind extrem wichtig, um ihr Gewicht zu reduzieren.

Auch spielt der finanzielle Aspekt keine Rolle, es muss nicht eine teure Sportart ausgeübt werden, es gibt auch kostengünstigere Varianten oder sogar kostenlose, wie spazieren gehen oder eine Radtour, wenn Fahrräder vorhanden sind.

Finden Sie heraus, was Ihnen Spaß machen könnte und versuchen Sie, eine Bewegungsaktivität für Sie zu finden. Es muss Ihnen Spaß machen, sonst funktioniert es nicht.

Gehen Sie als gutes Beispiel voran! Versuchen Sie auch für sich Bewegung in den Alltag einzubauen, denn nur so werden Sie es als normal empfinden, dass regelmäßige Bewegung ein Muss ist, um den Körper in Form zu bringen. Wie sehr das Verhalten durch das familiäre Umfeld geprägt und verstärkt wird, bestätigen Untersuchungen, die zeigen, dass Eltern übergewichtiger Kinder die körperliche Betätigung ihrer Kinder sogar verhindern.

Ermunterung Sie sich zu richtigem Verhalten:

Am besten motiviert man sich selbst, indem man sich einen fixen Plan macht. Beschäftigen Sie sich mit ihrem Übergewicht. Rechnen Sie sich aus wie viele Kilos Sie verlieren möchten, damit Sie ihr Traumgewicht erreichen. Legen Sie ganz genau zeitmäßig fest, wie lange es dauern wird, bis Sie ihr Ziel erreicht haben. Wiegen Sie sich jede Woche nur einmal ab, denn zu viel Beschäftigung mit der Waage, tut ihnen nicht gut. Das Körpergewicht schwankt, zu oft wiegen würde Sie nur frustrieren, wenn das Gewicht zu langsam schmilzt. Wie schon gesagt, es wird einige Zeit dauern, aber ich verspreche ihnen Sie werden nicht hungern und ihr Körper wird sich daran gewöhnen. Setzen Sie sich also ein genaues Zeitlimit, denn das ist dann für ihre Motivation sehr wichtig, zu wissen wann Sie es geschafft haben. Das Ziel ist eindeutig, sich gesund zu ernähren und auf den Körper acht zu geben, um ein hohes Alter zu erreichen.

Kapitel 3

Ratschläge, um Ihnen beim Abnehmen zu helfen.

Abnehmen ist für jede Person anders. Gewichtsabnahme hängt vom Alter, ihrem Stoffwechsel, ihren Essgewohnheiten, sowie von der Art des Lebensstiles ab. Meistens ist es für Kinder und Teenager leichter abzunehmen, als für Erwachse, da der Körper viel schneller und leichter Kalorien verbraucht.

Das Leben der Jugendlichen gestaltet sich oft viel aktiver, als das Leben der Erwachsenen. Sie haben mehr Spaß an Gymnastik und anderen sportlichen Aktivitäten. Solche Aktivitäten, helfen den Kindern den Stoffwechsel auf Trapp zu bringen und viele Kalorien zu verbrennen. Das hilft wiederum den Essensplan besser zu gestalten.

Wir sprechen auch von keiner Diät!

Diäten sind nicht akzeptabel. Eine vernünftige Ernährungsumstellung ist der einzige Weg, Sie dauerhaft schlank und gesund zu halten. Diäten heißt in den meisten Fällen Verzicht und so können Sie keine Schlacht gewinnen, denn da wird ihr Körper auf kurz oder lang zu streiken beginnen.

Nutzen Sie ihre Energie und setzen Sie sie gezielt ein.

Wenn Sie ihr Gewicht reduzieren wollen, sollten Sie ein aktives Leben führen, zum Beispiel, indem Sie eine Sportart ausüben.

Sie müssen Kalorien verbrauchen, dann können Sie auch mehr Nahrung zu sich nehmen. Deshalb ist sportliche Aktivität so wichtig, um das Gewicht zu regulieren.

Wenn Sie nämlich nur vor dem Fernseher sitzen und keine Bewegung machen, werden Sie langfristig zunehmen, auch wenn Sie gesünder essen.

Kapitel 4

Einfache Regeln um Ihnen ein sicheres und langsames Abnehmen zu garantieren.

In diesem Kapitel beschäftigen wir uns mit ein paar einfachen Regeln, die Sie befolgen sollten, wenn Sie ihr Übergewicht abbauen wollen. Der Schlüssel zu einem gesunden Gewicht sind gesunde Gewohnheiten. Übergewicht ist heutzutage ein großes Problem, das immer mehr zunimmt. Nur Sie selbst sind der Schlüssel zu ihrem Wohlfühlgewicht. Sie müssen es tun ganz alleine.

Obgleich es keine Zauberformel gibt, ist der Schlüssel zu einem gesunden Gewicht eine gesunde Lebensweise – und die macht sich dann bis ins hohe Alter bezahlt.

1. Unrealistische Vorbilder

Für viele Personen, ist ihr Gewicht und ihr Aussehen, eine sehr heikle Angelegenheit. Erinnern Sie Ihr Unterbewusstsein daran, dass es keinen perfekten Körper gibt, außer man trainiert hart und fleißig. Nicht jeder, kann die Figur von Heidi Klum oder Christian Ronaldo haben, jeder Körper ist anders veranlagt.

Es ist sehr verführerisch heutzutage, wenn man permanent schöne, schlanke Menschen aus der Zeitung lächeln sieht. Das vermittelt uns ein falsches Bild von Schönheit und Normalität. Jeder Mensch ist einzigartig und nicht alle Menschen können gleich aussehen. Versuchen Sie die richtigen und realisierbaren Ziele auszuarbeiten und planen Sie genug Zeit für die Durchführung und Erreichung der Ziele ein. Lassen Sie sich helfen, wenn Sie nicht sicher sind wie Sie es am besten angehen sollen. Es gibt so viel Fachpersonal, die sich mit der Ausarbeitung solcher Pläne befasst und die genau wissen, wie man die besten Erfolge erzielt.

Anstatt über dick und dünn zu reden, konzentrieren Sie sich lieber auf gesundes Essen und Verhaltensweisen, die ein gesundes Gewicht begünstigen. Machen Sie sich im Internet schlau, es gibt so viele Programme, die man mühelos von zu Hause aus durchführen kann und die wirklich einfach umzusetzen sind.

Sie können auch mit ihrem Arzt sprechen, was dabei helfen wird, realistische Ziele zu setzten, auch unter Berücksichtigung des medizinischen Aspektes, des Alters und der allgemeinen Gesundheit.

2. Verwenden Sie keine Crashdiäten oder bestellen Sie keine Wundermittel die etwas versprechen, was nicht machbar ist.

Informieren Sie sich, wie man gesund Gewicht verliert. Bestellen Sie niemals irgendwelche Gewichts Abnehmpillen oder Crashdiäten die sich verlockend anhören.

Es gibt kein Wundermittel, das ihre Pfunde dahinschmelzen lässt. Würde es dieses Mittel tatsächlich geben, gäbe es Berichte und Studien dazu, aber es gibt sie leider nicht. Lose Versprechungen übers Abnehmen ohne vernünftiges Essen, begleitet mit Bewegung ist eine reine Geldfalle.

Setzten Sie sich auch niemals auf einseitige Crashdiäten, auch das führt langfristig nicht zu dem gewünschten Ergebnis.

3. Fordern Sie die sportlichen Aktivitäten

Jeder Erwachsene sollte sich 30-60 Minuten am Tag bewegen. Es bedeutet aber nicht, dass Sie es an einem Stück machen müssen. Die Tätigkeit kann sich auch über den Tag verteilen, wichtig ist nur das der Körper bewegt wird. Mannschaftssportarten, oder im Sportverein, sind ein guter Weg um sich körperlich zu bewegen. Vor allem wenn auch Freunde mitmachen, bekommt das Ganze einen spielerischen Charakter und Sie werden die Bewegung nicht als Teil eines Abnehmprogrammes sehen. Schreiben Sie sich ins Fitnessstudio ein, oder suchen Sie sich ein Trainingsprogramm für zu Hause, wenn Sie lieber zu Hause trainieren.

Im Internet finden Sie viele Trainingsprogramme, von verschiedenen Abnehmtrainern die sicherlich hilfreich sind. Da gibt es wirklich für jeden etwas und für ein paar Euro bekommt man sogar online seinen eigenen Trainingsplan.

Es gibt so viele Möglichkeiten, wie zum Beispiel mehr zu Fuß zu gehen oder mehr spazieren zu gehen. Es kann auch durchaus mehr das Fahrrad benützt werden, oder der Roller.

Wenn Sie einen Hund besitzen, erweitern Sie die Ausgehstrecken. Finden Sie einfach heraus, was ihnen Spaß macht und entscheiden Sie Sich, für irgendetwas Hauptsache Sie bewegen sich regelmäßig. Das heißt 3-4 mal die Woche und das konstant.

4. Frühstück ist enorm wichtig!

Wenn Sie ein Morgenmuffel sein sollten, versuchen Sie früher aus dem Bett zukommen, damit Sie noch genug Zeit haben ein Frühstück zu sich zu nehmen.

Wie oft haben Sie schon gehört: Frühstück ist die wichtigste Mahlzeit des Tages!

Ein gutes, nahrhaftes Frühstück hilft, seinen Tag zu starten und kurbelt den Kreislauf damit Sie den Vormittag vital und fit überstehen. Sie werden auch feststellen, dass Sie so viel mehr Energie erhalten und tagsüber weniger zu sich nehmen müssen.

Wenn Sie kein Fan von Vollkornbrot oder Müsli sein sollten, können Sie auch Reste vom Essen am Vortag essen. Ein Stück Käse, einige Nüsse, etwas Joghurt oder etwas Obst erfüllen den gleichen Zweck.

Nur Hände weg von sogenannten Cerealien!

Das ist kein Frühstück, auch bei uns ist es immer mehr in Mode gekommen, Cerealien zu sich zu nehmen. Es ist sogar unglaublich, wenn man im Supermarkt durch die Gänge geht, wie viele es davon gibt. Sehen Sie mal auf der Packung nach aus was Cerealien bestehen…nämlich hauptsächlich aus Zucker, und das kann kein guter Start in den Tag sein.

Versuchen Sie sich einige Frühstücksvarianten auszuarbeiten und achten Sie auf ihre Wünsche.

Es soll Spaß machen und Sie sollten niemals da Gefühl haben auf Diät zu sein.

5. Kluge gesunde Snacks und Zwischenmahlzeiten ausarbeiten

Es kann ziemlich schwierig werden, die gesunde Wahl zu treffen, besonders, wenn die Straßen voll von Snackautomaten sind, die vor allem ungesunde und zuckerreiche Nahrung anbieten. Aber es ist möglich!

Ermutigen Sie sich, die ungesunden Snacks durch gesunde Snacks auszutauschen. Gefrorene Trauben, Orangen, Erdbeeren oder andere frische Früchte sind eine gute Alternative. Ebenso eignen sich Paprika in allen Farben, Nüsse, Kirschtomaten, je nachdem was Sie so mögen.

Es darf alles gegessen werden, was Sie gerne essen, außer Zucker und Weißmehl, diese zwei Dickmacher sollten Sie aus dem Speiseplan streichen, solange Sie Gewicht verlieren wollen.

Belohnen Sie sich mit einer wunderbaren Sache:

An einem Tag der Woche dürfen Sie essen was Sie wollen.

Ja genau was Sie wollen. Natürlich kann ich nicht versprechen, wenn Sie an Ihrem Cheat Day alles hineinstopfen, dass Sie dann auch Gewicht verlieren. Trotzdem sollten Sie einen Tag in der Woche haben, auf den es sich freuen können. Dann darf es auch hin und wieder Pizza und Co. geben. Sie werden sehen, mit dieser kleinen Wunderwaffe werden Sie es immer leichter schaffen, sich unter der Woche zurück zu halten. Denn es kommt jede Woche der Tag an dem Sie alles essen können was Sie wollen.

6. Kontrollieren Sie die Menge des Essens

Hinsichtlich der Portionen, die Sie zu sich nehmen, kommt es wirklich auf die Größe an. Versuchen Sie nur zu essen, wenn Sie wirklich Hunger haben. Es sollte Ihnen gelingen, das Essen aus Langeweile zu verhindern, indem Sie sich mit anderen Dingen beschäftigen und ablenken.

Kontrolle ist wichtig, nur so können Sie feststellen, wie viel und vor allem wie oft, Sie Nahrung zu sich nehmen.

Achten Sie auch darauf, dass Sie nur solange essen, solange Sie hungrig sind und nicht automatisch mehr in sich hineinstopfen. Vielleicht sind Sie ja schon nach einem Stück Fleisch satt und braucht die anderen Stücke gar nicht mehr. Finden Sie heraus, wie viel Sie brauchen um satt zu werden und genau das ist ein wichtiger Punkt. Sie müssen satt werden. Geben Sie Ihrem Körper auf alle Fälle ausreichend zu essen. Es sollte keine Diät werden, sondern nur ein Regulieren ihres Gewichtes und das funktioniert nur, wenn sie sich wohlfühlen. Es wird vielleicht etwas länger dauern, aber sie werden sich wohlfühlen und vor allem nicht hungrig sein.

7. Keine Kalorienzufuhr durch Getränke

Eine durchschnittliche Dose Limonade enthält 150 Kalorien und 10 Teelöffel Zucker!

Auch Fruchtsaft, Kaffeespezialitäten und andere Getränke enthalten Kalorien. Sie bekommen den ganzen Tag über so viele leere Kalorien zu sich, dass Sie verhindern müssen, dass es durch Getränke noch mehr werden.

Ersetzen Sie alle Getränke durch Wasser. Wasser ist die natürlichste Form, um den Durst zu löschen. Es ist billig, kalorienarm und eigentlich das Beste, was uns unsere Erde schenkt. Hiermit können Sie viele Kalorien einsparen, die Sie anderswo brauchen.

Ermutigen Sie sich Wasser zu trinken und nur an den Cheat-Tagen zu Limonaden und anderen Süßgetränken zu greifen.

Das Gleiche gilt natürlich auch für Alkohol, der genauso viele Kalorien hat wie andere Softgetränke.

8. Die Familie als Unterstützung

Meistens sind nicht alle Familienmitglieder in Ihrer Familie von dem Gewichtsproblem betroffen, aber es wäre von Vorteil, wenn sich alle anderen solidarisch zeigen würden und so Sie damit unterstützen. Schließlich ist gesünderes Essen und Bewegung gut für jedes Familienmitglied. Wenn Sie nur zu zweit sind, fällt die Entscheidung mitzumachen noch leichter. Warum nicht die ganze Familie dazu anregen, frisches Obst, Gemüse und Vollkornprodukte zu essen?

a.) Es ist wichtig, dass Sie sich kopfmäßig umstellen.

b.) Vergessen Sie ungesunde Fertigkost, auch wenn gesunde Lebensmittel teurer sind. Sie sind eine gute Investition in ihre Gesundheit.

c.) Probieren Sie neue gesunde Rezepte aus.

d.) Essen Sie niemals, auf der Couch, vor dem Fernseher oder vor dem Computer, denn das regt dazu an, mehr zu essen.

e.) Organisieren Sie lustige Aktivitäten . Spaziergänge nach dem Essen sind immer eine gute Variante, gemeinsame Zeit zu verbringen.

9. Positive Einstellung ist enorm wichtig

Übergewicht führt nicht automatisch zu geringem Selbstbewusstsein. Trotzdem ist es wichtig, sich so zu akzeptieren, wie man eben ist.

Belohnen Sie sich, wenn Sie Erfolge erzielt haben und machen Sie sich eine Liste mit Kleinigkeiten, die Sie schon immer haben wollten. Bei jedem Teilerfolg kaufen Sie sich etwas Schönes als Belohnung. Das motiviert ungemein.

Der einzige Grund für die Gewichtsreduktion, sollte ihr Wohlergehen sein. Sie können ihre Gefühle auch ausdrücken, in dem Sie Tagebuch oder Diätbuch führen. So können Sie jederzeit sehen welche Erfolge oder auch welche Misserfolge zustande kommen. Finden Sie heraus, wie Sie diese etwas schwierige Zeit gut überbrücken können.

Wenn Sie unter geringer Selbstachtung leidet und Probleme haben, auf gesunde Weise mit ihrem Übergewicht umzugehen, suchen Sie Hilfe in Selbsthilfegruppen oder bei betroffenen Personen, die das gleiche Ziel haben. Wiederrum gibt es im Internet viele Gruppen die sich gegenseitig motivieren und sich vorantreiben.

Es gibt viele Lösungen und Hilfsprogramme, die dabei helfen, mit dem sozialen Druck von außen klarzukommen. Das wiederum hilf dabei, Kontrolle über das Körpergewicht zu erlangen, was sich wiederum auf ihr ganzes Leben auswirkt.

Kapitel 5

Wie Sie schnell und sicher Gewicht verlieren

Übergewicht hemmt nicht nur die Gesundheit von Erwachsenen, sondern kann auch für Kinder und Jugendliche schädlich sein.

Hochwertige Nahrungsmittel gibt es bei uns in Hülle und Fülle und man könnte daher davon ausgehen, dass Kleinkinder mit den notwendigen Nährstoffen und Vitaminen entsprechend versorgt sind. Die Realität jedoch zeigt, dass bereits Kleinkinder viel zu süß, zu fett und zu salzreich essen.

Die Verantwortung im Erwachsenenalter liegt alleine bei Ihnen, sich gesund zu ernähren. Auch wenn Ihre Eltern vielleicht bei Ihrer Ernährung vieles falsch gemacht haben, jetzt ist es an der Zeit zu handeln.

Normalerweise essen wir hauptsächlich zu wenig Gemüse und zu wenig Kohlehydrate, wie Reis, Nudeln Kartoffel oder Vollkornbrot. Dagegen nehmen wir viel zu viel Süßes, Backwaren, Wurst, und Käse zu uns.

Eiweiß ist ein sehr wichtiger Bestandteil unserer Ernährung.

Die empfohlene Eiweißzufuhr beträgt 1g Eiweiß pro Körpergewicht pro Tag.

Jedoch nehmen wir viel zu viel Eiweiß in Form von Milch, Wurst und Fleisch zu sich. Studien haben gezeigt, dass zu viel tierisches Eiweiß das Übergewicht extrem begünstigt.

Zuviel Zucker ist das nächste Hauptproblem, das die Gewichtsreduktion behindert. Im Alter verdoppelt sich die Aufnahme von Zucker durch Getränke. Laut WHO ist die **Zuckermenge ungefähr jedoch auf 27g pro Tag** zu beschränken.

Wenn Sie eine sogenannte Schlecklade zu Hause haben sollten, leeren Sie diese, Sie werden sie in den nächsten Wochen und Monaten nicht brauchen und sie verleitet nur zu unnützen Versuchungen.

Es wird auch viel zu viel falsches Fett zu sich genommen, nämlich zu viel gesättigte Fettsäuren. Die Empfehlung lautet **1 Teelöffel hochwertiges Öl und 5g Streichfett pro Tag.**

Diese Fettsäuren spielen nämlich eine besondere Rolle für das zentrale Nervensystem. Die Folgen eines Mangels wären Konzentrationsschwächen, Lernstörungen und motorische Störung.

Eine frühe Gewöhnung der Salzzufuhr ist auch nicht unproblematisch, denn eine hohe Salzzufuhr stellt einen Risikofaktor für den Blutdruck dar. Sparen Sie mit der Salzzufuhr und kaufen Sie keine Fertigprodukte, da der Salzgehalt hier enorm hoch ist.

Wurst und Fleisch sollten maximal **3 Mahlzeiten pro Woche** beinhalten. Magere Fleisch und Wurstsorten sind zu bevorzugen.

Fisch sollte mindestens **1-2 x wöchentlich** auf dem Speiseplan stehen. Mögen keinen Fisch, umhüllen Sie ihn mit Eiern und Brösel und braten ihn in Rapsöl an. Noch besser sind natürlich Pariserart oder jede Art von Nüssen als Panier.

Milchprodukte sollten nicht mehr als 3 Portionen pro Tag betragen. Dazu zählen Milch oder Milchgetränke, Joghurt sowie Käse.

Gemüse und Vollkornprodukte sollten Sie täglich zu sich nehmen. Gemüse wird frisch zubereitet und schonend gegart.

Sie werden sicherlich auch für sich eine passende Gemüsesorte finden, die Sie gerne mögen. Probieren Sie einige Sorten aus und finden Sie heraus, welches Gemüse Ihnen am besten schmeckt. Pro Tag werden auch hier **2 Portionen Gemüse** empfohlen. Wussten Sie, dass Tiefkühlgemüse eine wertvolle Alternative zu frischen Gemüse darstellt? Es wird erntefrisch gefroren und liefert daher jede Menge Vitamine.

Eier sind ebenso in den täglichen Speiseplan einzubauen. Sie werden feststellen, dass man mit Eiern so manches machen kann und nebenbei schnell satt wird. Auch für zwischendurch als Snack eignen sich Eier hervorragend.

Kartoffeln dürfen auch mehrmals pro Woche auf dem Speiseplan stehen, sie sind in der Nährstoffdichte her Nudeln und Reis überlegen.

Verwenden Sie zum Kochen und Braten Oliven-, Raps-, Sonnenblumen-, oder Maiskeimöl oder Ceres, denn diese Fette sind reich an ungesättigten Fettsäuren. **1 Teelöffel hochwertiges Fett pro Tag ist ausreichend.**

Obst sollte in ihrem Speiseplan nicht fehlen. Täglich frisches Obst nimmt den Hunger und hält Sie gesund. Die Sorten des Obstes sollten saisonal gewählt werden. Bringen Sie täglich bis zu **zwei Portionen Obst** in den Speiseplan ein.

Verwenden Sie statt Schlagobers für die Soßen eine kalorienärmer Variante wie z.B. Creme fraiche oder Cremefine.

Wählen Sie fettarme Zubereitungsvarianten wie z.B. Garen im Dampfgarer, in der Alu oder Bratfolie im Rohr, im Wok und vermeiden Sie Dinge zu panieren in der Zeit, in der Sie Gewicht verlieren wollen.

Nüsse sind eine gute Zwischenmahlzeit, sie stillen den Hunger und sind besonders wertvoll. Es gibt so viele verschiedene Nüsse, wie z.B. Walnüsse, Cashewnüsse, Haselnüsse, usw.

Den kleinen Hunger zwischendurch stillt man am besten mit Obst, Trockenfrüchten, Joghurt, oder Nüssen.

Bevorzugen Sie bei Nudeln Tomatensauce, diese ist kalorienarm und enthält keine versteckten Fette. Bevorzugen Sie generell Vollkornprodukte, ganz egal ob Nudel oder Reis.

Noch einmal, trinken Sie Wasser. Limonade oder Alkohol gibt es ab heute, vor allem während der Gewichtsreduktion, nur an den Cheat-Tagen.

Teilen Sie die Nahrungsaufnahme in 5 Mahlzeiten auf.

Frühstück, Snack, Mittagessen, Nachmittagssnack, Abendessen. So werden Sie niemals Heißhunger kriegen und es bleiben die gefürchteten Fressattacken aus.

Achten Sie auch darauf abends kohlenhydratarm zu essen. Nach meiner Erfahrung nach, purzeln die Pfunde am Schnellsten wenn man abends keine Kohlenhydrate isst.

Wenn Sie morgens normal frühstücken, zwischendurch einen kleinen Snack essen, normal Mittagessen und abends vor allem sich eiweißreich ernähren klappt es ganz sicherlich mit einer raschen Gewichtsreduktion.

Topfen oder Quark ist eine tolle Variante sich abends eiweißhaltig zu ernähren. Es gibt viele leckere Rezepte die Topfen enthalten.

Kapitel 6

Sport in den Alltag unbedingt einbauen

Sport sollte in Zukunft dazu gehören, machen Sie sich einen fixen Plan was genau jede Woche anfällt. Wie schon erwähnt stellen Sie sich ihren persönlichen Trainingsplan zusammen, falls Sie Hilfe brauchen lassen Sie sich von einem Profi helfen, der ihnen ein fixes Trainingsprogramm zusammenstellt.

Animieren Sie sich in der frischen Luft zu bewegen und sehen Sie ihr Sportprogramm als Notwendigkeit, wenn Sie erfolgreich sein wollen.

Wenn Sie keinen großen Garten haben, weichen Sie auf Spielplätze oder Parkanlagen aus, so können sie sich so richtig austoben und verbraucht wertvolle Kalorien.

Sie werden bei dieser Art von Bewegung feststellen, das Balancieren, Springen, Tanzen, Werfen und Rennen, wertvolle Bewegungen sind die dem Körper gut tun und somit die Grobmotorik trainiert.

Die meisten Menschen verbringen enorm viel Zeit im Sitzen, dazu kommen weitere Stunden vor dem Fernseher und auf der Couch. Für die gesunde Abnahme ihres Körpergewichtes, ist deshalb Bewegung enorm wichtig.

Natürlich können Sie auch Zuhause Sport betreiben. Wenn das Wetter mal nicht so mitspielt, gibt es keine Ausrede, sich bewegen kann man auch in den eigenen vier Wänden.

Im Internet finden Sie viele Trainingsprogramme, die Sie mühelos nachmachen können. Auch hier gilt wieder: Es machen alle mit!

Gehen Sie täglich spazieren oder walken.

Motivieren Sie sich, bei Haus- und Gartenarbeit mitzuhelfen, auch diese Form von Bewegung verbraucht Energie.

Wenn Sie kein sportbegeisterter Mensch sind, das nehme ich mal an, sonst wären Sie nicht übergewichtig, wird sich diese Begeisterung nicht von heute auf morgen einstellen, denn ihr Körper ist es nicht gewöhnt sich regelmäßig zu bewegen. Sie werden auch viele Muskelkater haben, da die Muskulatur untrainiert ist und Zeit braucht sich zu stärken. Lassen Sie sich von all diesen Dingen nicht entmutigen. Es geht fast jedem so, der am Anfang seines Weges steht. Aber es wird immer besser bleiben Sie dran. Aufgeben gibt's nicht!!!

Ihr Körper braucht wir Zeit zur Umstellung seines neuen Lebensrhythmuses.

Es wird auch Kilomäßig Rückschläge geben, die Sie sicherlich nicht gerade motiviert, aber wie schon gesagt setzen Sie sich einen Rahmen von ca. 15 Wochen und dann wird verglichen. Kleine Schwankungen wird es immer geben und es wird Sie demotivieren wenn Sie sich täglich auf die Waage stellen. Einmal pro Woche reicht durchaus.

Kapitel 7

Der richtige Ernährungsplan

Am besten eignen sich für den Ernährungsplan fünf Mahlzeiten pro Tag.

Frühstück- Jause- Mittagessen- Jause- Abendessen

Wie Sie die Mahlzeiten einteilen, bleibt ganz Ihnen überlassen, denn nur Sie kennen ihren Tagesablauf. Wenn Sie mittags nicht Zuhause essen, dann fällt die Hauptmahlzeit auf den Abend und die anderen Essen verteilen sich auf den übrigen Tag.

FRÜHSTÜCK:

Sie sollten das Frühstück zu sich nehmen, das Ihnen schmeckt. Außer Süßigkeiten, Weißbrot oder süße Cerealien ist alles erlaubt.

Hier einige Vorschläge:

Zum Trinken eignet sich hier am besten **Tee,Kaffee** oder ein paar Schlucke **Orangensaft**. Kakao sollte eher seltener getrunken werden, weil sich hier schon wieder viele Kalorien beim Frühstück verstecken, die wir im Laufe des Tages dringender brauchen, dann schon eher nur Milch.

Ein **Müsli** kombiniert mit Früchten, ist auch eine tolle Frühstücksidee. Wenn es möglich ist, verwenden Sie kein Fertigmüsli, da auch hier wieder viel versteckter Zucker vorhanden ist. Verwenden Sie Haferflocken mit Rosinen und Früchten, sowie einigen Nüssen, etwas Milch oder Joghurt darüber und schon ist eine gesunde Frühstücksmahlzeit fertig. Das Selbe kann natürlich auch mit Topfen (Quark) gemacht werden. **Fruchtjogurt** kann natürlich auch genommen werden, achten Sie hierbei nur auf den Zuckergehalt des Joghurts, denn auch hier gibt es viele Zuckerfallen, die man vermeiden kann.

Wenn Sie nicht der große Frühstücksfan sind nehmen Sie etwas **Obst**, doch bitte niemals ohne Frühstück aus dem Haus gehen, denn genau dann produziert man tagsüber Heißhungeranfälle.

Eine andere Variante eines gesunden Frühstückes sind **Eier**. Rühreier, Spiegeleier, Scrambled-egg, Omelett, jede dieser Eierspeisen eignet sich hervorragend als Frühstück. Essen Sie ein Stück Brot dazu und Sie kommen gut über den Vormittag.

Apfelkompott ist auch eine gute Variable wenn Sie nur wenig Zeit zum Frühstücken haben oder kein Frühstücker ist.

Fruchtshakes sind auch sehr beliebt zur Zeit. Stellen Sie einen Mixer oder den Pürierstab in die Küche, somit geht es schnell mit etwas Milch oder Topfen und vielen Früchten einen leckeren Frühstücksshake zubereiten.

Benützen Sie **Zimt** als Süßungsmittel. Zimt ist gesund und begünstigt das Abnehmen.

Vollkornbrot mit beliebigem Belag, wie Hüttenkäse, Putenwurst, oder magerem Schinken, oder etwas Käse eignet sich auch hervorragend als gesundes Frühstück.

Hier hab ich Ihnen einige von vielen Möglichkeiten aufgeschrieben, die Ihnen einen guten Start in den Tag ermöglichen.

Nochmals, versuchen Sie allen Süßspeisen am Morgen aus dem Weg zu gehen, dazu gehören, auch wenn Sie geliebt und viel gegessen werden, alle Cerealien!!

SNACKS:

Da für das Frühstück an einem normalen Arbeitstag meistens wenig Zeit bleibt, ist es umso wichtiger, dass Sie eine Jause mitnehmen. Es kommt darauf an, wieviel Sie am Morgen frühstücken. Essen Sie morgens eine große Menge sollten Sie den Snack eher geringer halten, etwas Obst oder Gemüse. Frühstücken Sie morgens wenig, kann der Snack etwas mehr sein, wie etwa Vollkornbrötchen oder Knäckebrot.

Obst oder Gemüse eignet sich hervorragend als Snack, um es in die Arbeit oder für Unterwegs mitzunehmen. Schneiden Sie Gemüse aller Art, je nachdem welches Gemüse Sie bevorzugen, klein zusammen und nehmen Sie es in einer Jausenbox mit.

Klein portioniertes **Vollkornbrot oder Knäckebrot** mit leichtem Aufstrich oder etwas Gemüse ist auch ein toller Snack für Zwischendurch. Bereiten Sie selbst etwas Liptauerkäse zu und streichen Sie es auf das Brot. Sie brauchen nur etwas Topfen (Quark), Paprikapulver, Gewürze, kleine Essiggurken und schon haben Sie den Liptauer fertig. Durch diese kleinen Zwischenmahlzeiten werden Sie niemals Heißhunger bekommen und so sind Sie am richtigen Weg, ihr Gewicht in den Griff zu bekommen.

Sollte Sie kein **Joghurt** zum Frühstück essen, können Sie diesen auch als Snack verzehren. Mit etwas Obst ist es eine hervorragende Zwischenmahlzeit.

Nehmen Sie auch **Nüsse** mit für Unterwegs. Sie dürfen alle Nüsse außer Erdnüsse verwenden. Sie werden staunen wie viele Nussarten es gibt und auch Sie kennten sicherlich nur einige davon. Erdnüsse sollten weggelassen werden, weil sie im Gegensatz zu anderen Nüssen wenig Omega 3 Fettsäuren enthalten und sehr oft Schuld an allergischen Reaktionen sind.

Sie können kreativ sein im Gestalten der Snacks, es gibt so viele Möglichkeiten.

Eier eignen sich hervorragend zum Snacken. Ein hart gekochtes Ei für zwischendurch, stillt den Hunger für 2-3 Stunden. Optimal für zwischendurch wenn man keine Zeit zum Essen hat.

MITTAGESSEN:

Die optimale Lösung wäre, wenn Sie mittags zu Hause essen würden, jedoch ist es bei Berufstätigen Personen eher der Fall, dass Sie erst später nachhause kommen und so das Hauptessen auf den Nachmittag oder auf den Abend fällt.

Das ist kein Problem, es sollte jedoch nur eine von den zwei Mahlzeiten eine Hauptmahlzeit sein. Man isst entweder zu Mittag warm oder am Abend. Bitte nehmen Sie nicht zwei Hauptmahlzeiten am Tag zu sich, denn dies würde zu viel sein.

Wenn Sie erst spät am Nachmittag oder am Abend von der Schule nach Hause kommen, essen Sie es eine zusätzliche Jause für den Mittag und gekocht wird am Abend.

Kochen Sie Speisen, die Sie lieben. Sie sollten nur nicht zu fett sein. Sie sollten auf nichts verzichten müssen, achten Sie nur darauf wie viel Sie zu sich nehmen und das Sie regelmäßig essen.

Die Mittagsmahlzeit sollte alles beinhalten was, Sie zum Richtigsattwerden brauchen. **Gemüse, Kartoffel oder Nudel oder Reis, Fleisch oder Fisch, Eier**. Probieren Sie auch Dinge aus, die Sie nicht kennen. Zum Beispiel, **Quinoa** ist eher unbekannt, schmeckt hervorragend und ist ein guter und gesunder Reisersatz. Sie können es überall dazu verwenden, ob süß oder salzig. Es gibt so viele leckere, gesunde Rezepte, ich werde ihnen einige Beispiele unten anführen.

Zum Beispiel **WOK Gemüsepfanne**:

Sie schneiden verschiedenes Gemüse klein und braten es mit etwas Huhn oder Putenfleisch an. Würzen es und fertig ist ein schnelles, gesundes Gericht. Mit etwas Reis oder Kartoffel wird es ihnen sicherlich schmecken.

Verwenden Sie **Vollkornnudel,** wenn Sie Nudel verwenden und kaufen Sie **Vollkornreis**.

Vollkornnudel mit Tomatensauce oder

Reispfanne mit Gemüse oder Fleisch

Es gibt so viele Gerichte, die Sie essen dürfen und dadurch sogar Gewicht verlieren.

Essen Sie vor jeder Mahlzeit eine Portion **Salat** , dieser nimmt den ersten Hunger, ist gesund und verhindert, dass Sie zu viel zu sich nehmen. Wenn Sie hungrig sind, essen Sie erst mal den Salat, so kriegen Sie schon eine wertvolle Portion Vitamine ab, bevor Sie sich der Hauptmahlzeit widmen.

Kaufen Sie **Wraps**, die bekommen Sie fast überall, am besten eignen sich Vollkornwraps. Füllen Sie diese mit verschiedenen Lebensmitteln wie Fleisch oder Gemüse, dekorieren Sie den Wrap mit Salat, würzen Sie ihn herzhaft.

Panieren Sie Fleisch ab sofort nur mehr mit Mehl und Ei und braten Sie das Fleisch in wenig Butter heraus. Eine andere Möglichkeit bieten **Nusskrümmel** oder **Kürbiskernpanade**. Zerkleinern Sie Nüsse oder Kürbiskerne und panieren Sie es nach dem Mehl und dem Ei auf das Fleisch.

ABENDESSEN:

Wenn Sie die Hauptmahlzeit schon zu Mittag zu sich genommen haben, wird am Abend keine große, warme Mahlzeit mehr gegessen. Am Abend wird eine leichte, Mahlzeit die den Magen nicht zu sehr belastet verzehrt.

Es gibt viele Möglichkeiten nette **Vollkornbrote** herzurichten und nett zu verzieren, dazu eignet sich Gemüse hervorragend.

Bunte Paprika oder Tomatenstücke machen eine nette Figur auf den Brötchen.

Schneiden Sie kleine Brötchen auf, bestreichen Sie die Brote mit Butter und belegen Sie die Brote mit **magerem Schinken**, **Putenbrust** oder **Käse**. Dazu allerlei verschiedenes **Gemüse**, wie Radieschen, Kirschtomaten und alles, was der Garten oder die Saison so anbietet. Richten Sie die Brötchen lieblich her und drapieren Sie das Gemüse nett, denn dann werden Sie viel Freude am gesunden Essen haben.

Sie können die Abendjause auch süß gestalten. Legen Sie Erdbeeren oder Pfirsiche aufs Brot oder irgendein anderes Obst.

Anders verhält es sich wenn Sie die von mir empfohlene kohlenhydratarme Variante am Abend wählen.

Dann würde ich Ihnen vorschlagen Kein Brot und Gebäck abends zu essen. Eine gute Alternative ist **Topfen.** Topfen können Sie in vielen Variationen genießen. Sie können sich einen Topfenshake machen, der sehr sättigend ist. Dabei nehmen Sie einfach 250g Topfen, etwas Obst, wie Erdbeeren oder Himbeeren (darf auch tiefgekühlt sein) und mixen sie alles im Mixer. Etwas Süßstoff oder Honig dazu und fertig ist ein tolles Abendessen.

Eier sind die andere Variante, mit denen Sie viele leckere Speisen zu bereiten können. Eier begünstigen das Abnehmen, es sind ihnen keine Grenzen gesetzt.

Salate die aus Blattsalaten, Tomaten, Tunfisch, Eiern, Gemüse, Mozzarella, usw. bestehen eignen sich auch hervorragend dazu.

Ganz toll sind die sogenannten **OOpsies!**

3 Eiweiß steif schlagen

3 Eigelb mit 100 g Frischkäse und einem TL Backpulver vermengen.

Eiweiß darunterheben.

Bei 160 Grad am besten in einer Muffinsform backen.

Eignen sich hervorragend zum Belegen mit Süßen oder Pikanten Lebensmittel.

Kapitel 8

Führen Sie den Cheat-Day ein

Der Cheat-Day ist ein Tag, an dem Sie alles essen dürfen, was ihnen schmeckt. An diesem Tag, der einmal in der Woche stattfindet, gibt es keine Verbote oder Grenzen für Sie. Der Cheat Day ist der einzige Tag, wo Sie frei haben. Frei in dem Sinn, dass Sie sich nicht um die Ernährung kümmern müssen. Entscheiden Sie selbst welcher Tag der Cheat Day sein soll und gönnen Sie sich etwas Pause vom stressigen Alltag. Jedoch nur dieser eine Tag, der nächste Tag wird wieder ein ganz normaler Tag, an dem die Regeln zur Gewichtsreduktion befolgt werden. Nur so werden Sie Erfolg haben und auch nur so werden Sie durchhalten, denn bald kommt der nächste Cheat Day. Essen Sie an diesem Cheat Day ihre Lieblingsgerichte. Dieser Cheat Day entspannt die Woche und Sie haben nicht das Gefühl, immer verzichten zu müssen.

Wenn Sie Ihr Gewicht in den Griff bekommen haben, ist auch ein weiterer Cheat Day drinnen. Das motiviert enorm und das richtige Essen fällt immer leichter.

Kapitel 9

Rezepte zum Nachkochen

Thunfischsalat mit Vollkornreis: für 4 Personen

7 dag Vollkornreis, ½ Gemüsesuppenwürfel, 5 dag Erbsen, ½ Dose Mais, 1 Stück rote Paprika, 1 Dose Thunfisch im eigenen Saft, 5 EL Haferflockenkleie

Marinade: ½ Becher Joghurt, 1 TL Senf, 3 EL Milch, Salz, Pfeffer, Essig, gehackte Petersilie

Reis mit Gemüsesuppe im Verhältnis 1:2,5 dünsten und auskühlen lassen.

Erbsen kochen, Paprika kleinschneiden, Thunfisch und Mais abtropfen lassen.

Aus Joghurt, Senf, Milch und den Gewürzen eine Marinade machen. Marinade mit den restlichen Zutaten mischen und erneut abschmecken.

Bunter Nudelsalat mit Käse und Gemüse: für 3 Personen

20 dag bunte Nudel, 2 kleine Tomaten, 1 kleine Zucchini, 1 rote und eine gelbe Paprika, 1 kleiner Brokkoli, einige Radieschen, 6 dag Käse

Marinade: 5 EL Naturjoghurt, 3 EL Sauerrahm, Olivenöl, Essig, Kräuter

Teigwaren im Wasser al dente kochen, abseihen, abspülen und gut abtropfen lassen.

Brokkoli kochen und in kleine Röschen teilen.

Zucchini, Paprika, Radieschen und Tomaten würfelig schneiden, Käse länglich schneiden.

Aus Joghurt, Sauerrahm, Öl, Essig, und den Gewürzen eine Marinade bereiten und mit den Nudeln, dem Gemüse und dem Käse mischen.

Salat abschmecken, und mit Schnittlauch oder Petersilie bestreuen.

Hühnersalat mit Sojakeimen und dazu ein Vollkornweckerl: für 2 Personen

20 dag Hühnerfleisch, Salz, Pfeffer, 2 EL Olivenöl, 1 kleine Honigmelone, 10 dag Sojakeime, 2 Tomaten, Vollkornweckerl

Marinade: 2 EL Sauerrahm, 2 EL Jogurt, 1 TL Senf, 1 TL Ketchup ungesüßt, 1 kleine Zwiebel, Salz, Pfeffer, Petersilie

Hühnerfleisch salzen, pfeffern, in Olivenöl anbraten und auskühlen lassen.

Hühnerfilet, Melone und Tomaten würfelig schneiden.

Aus den angegebenen Zutaten die Marinade erstellen und mit den restlichen Zutaten gut vermischen.

Vollkornbaguettscheiben mit Tomaten und Basilikum: 4 Personen

4 Stück Tomaten, 1 Zehe Knoblauch, 2 EL Olivenöl, 1 TL Basilikum, Peperoncino, Salz, Pfeffer, 8 Vollkornbaguettscheiben rustikal getoastet.

Tomaten würfelig schneiden, Knoblauch in Olivenöl andünsten und unter die Tomaten mischen.

Masse mit Basilikum, Peperoncino, Salz und Pfeffer würzen und den getoasteten toastbrotscheiben anrichten.

Gerne können Sie auch die fertig belegten Toastscheiben in den Backofen schieben und etwas antoasten.

Kräuter-Paprikaaufstrich: 4 Personen

25 dag Magertopfen, 3 EL Sauerrahm, 2 EL gehackte Kräuter (Petersilie, Schnittlauch, Basilikum), ½ rote Paprika, Salz und Pfeffer, Kümmel, 1 Zehe Knoblauch

Paprika waschen und klein aufschneiden, Topfen, Sauerrahm, Kräuter und Paprika gut durchmischen und mit den angegebenen Gewürzen abschmecken.

Bunter Topfenaufstrich. 4 Personen

25 dag Magertopfen, 2 EL Naturjoghurt, je ½ Stück roter und gelber Paprika, 1 Essiggurke, 1 Stück Zwiebel, ½ Apfel, 3 Stück Radieschen, Salz, Pfeffer.

Paprika, Essiggurke, Zwiebel, Apfel und Radieschen klein aufschneiden und mit dem Joghurt und den Gewürzen zu einem Aufstrich vermengen.

Bananenmilch:

250 ml fettarme Milch, 1 Banane, 1 TL Zitronensaft, 1 Prise Zimt.

Banane schälen, würfelig schneiden und pürieren. Milch und Zitronensaft dazugeben, nochmals durchpürieren und Zimt hinzufügen.

Sommernachtstraum:

15 dag Erdbeeren, 1 EL Zitronensaft, ! EL Honig, 500 ml Mineralwasser.

Erdbeeren waschen und pürieren, Erdbeermark mit Zitronensaft und Honig vermischen und mit Mineralwasser aufgießen.

Gute Laune Cocktail: 2 Gläser

2 Stück Bananen, 2 Stück Orangen, 1 Stück gepresste Zitrone, 300 ml Marillensaft, Vanillezucker, 4 Stück Eiswürfel.

Banane in Stücke schneiden und in einen Becher geben, Marillensaft, Zitronensaft dazugeben und durchpürieren.

Restlichen Zutaten in den Becker und nochmals durchpürieren, alles in ein Glas leeren und die Eiswürfel dazugeben.

Apfel-Karotten Schaumsuppe: 5 Personen

10 dag Zwiebel, 1 TL Olivenöl, 25 dag Karotten, 1 Liter Geflügelsuppe, 40 dag Äpfel, 1/16 Liter Cremefine oder Schlagobers, Salz, Pfeffer.

Zwiebel schälen und kleinschneiden, Karotten putzen, und in Scheiben schneiden.

Öl erhitzen, Zwiebel anrösten, Karotten dazugeben, weiterrösten und mit der Suppe aufgießen.

Suppe auf kleiner Flämme köcheln lassen, bis die Karotten schön weich sind.

Äpfel schälen, vierteln und entkernen, zur Suppe hinzufügen und weichdünsten.

Suppe pürieren, Schlagobers hinzufügen, nochmals aufkochen und mit den Gewürzen abschmecken.

Die Suppe kann auch wunderbar in einen ausgehöhlten Apfel serviert werden.

Klare Gemüsesuppe: 4 Personen

40 dag Gemüse (Karotten, Zucchini, Erbsen, Karfiol, Brokkoli), 1 große Kartoffel, 1 kleine Ziebel, 1 EL Öl, 1 Liter Wasser, Salz, Pfeffer, Muskatnuss, 1-2 Gemüsesuppenwürfel, etwas Schnittlauch.

Gemüse putzen, würfelig schneiden, Kartoffel schälen und ebenfalls würfelig schneiden.

Zwiebel schälen und hacken.

Öl erhitzen und den Zwiebel anrösten, mit Wasser aufgießen und das Gemüse etwas anrösten.

Würzen und die fertige Suppe abschmecken.

Hühnerfilet oder Putenfilet in Kokossauce mit Ananas und Paprika: 4 Personen

40 dag Hühnerfleisch, 1 Stück Zwiebel, 2 Stück Zucchini klein, 1 Stück Paprika rot und ein Stück Paprika grün, ½ Ananas, etwas Kokosmilch, 500ml Gemüsesuppe, Salz, Pfeffer, Basilikum, Ingwer, Curry, bei Bedarf Suppenwürze.

Hühnerfleisch in Streifen schneiden.

Zwiebel, Paprika, Zucchini und Ananas klein schneiden.

Öl erhitzen, Fleisch scharf anbraten, Zwiebel dazugeben, weiterrösten und mit der Suppe aufgießen.

Restlichen Zutaten dazugeben und etwas weiterköcheln lassen.

Sauce abschmecken und nah Bedarf würzen. Dazu servieren Sie Reis oder Vollkornnudel.

Spagetti mit Tomatensauce: 4 Personen

50 dag Nudel, 1,5 kg Fleischtomaten, 1 Zwiebel, 2 Knoblauchzehen, 1 TL Zucker, 2 EL Balsamico Essig, Pfeffer, Oregano, Olivenöl.

Tomaten enthäuten und in kleine Würfel schneiden.

Etwas Olivenöl erhitzen und den kleingeschnittenen Zwiebel und den Knoblauch hinzufügen und anrösten.

Die geschälten Tomaten oder die eingelegten Dosentomaten hinzufügen und leicht köcheln lassen.

Die restlichen Zutaten hinzufügen und solange köcheln bis man eine sämige Sauce hat.

Nudel al dente kochen und fertig ist das schnelle, gesunde essen.

Reislaibchen mit Basilikum: 4 Personen

25 dag Reis, 10 dag Magertopfen, 2 Stück Eier, Salz, Pfeffer, Petersilie, 1 Stück roter Paprika.

Zum Braten: 6 EL Ceres oder Butter

Garnitur und Sauce: 1 Pkg. Mozzarella, 2 Stück Tomaten, ½ Bund Basilikum, 1 Stück Zwiebel, ½ Würfel Suppenwürfel, 250ml Wasser, 1 Becher Creme fraiche.

Reis kochen und auskühlen lassen.

Paprika kleinwürfelig schneiden.

Reis mit Topfen, Eiern, Paprika mischen und würzen.

Aus der Masse Laibchen formen und in Öl anbraten.

Backrohr vorheizen.

Mozzarella und Tomaten in 1 cm dicke Scheiben schneiden.

Basilikum hacken, Laibchen mit Tomaten, etwas Basilikum und Mozzarella belegen und im Rohr überbacken.

Für die Sauce: Zwiebel schälen, kleinwürfelig schneiden und in etwas Öl anbraten, Suppe, Creme fraiche und Basilikum dazugeben und kurz aufkochen lassen. Sauce pürieren, abschmecken und würzen.

Laibchen mit etwas Sauce und frischen Basilikumblätter anrichten.

Makkaroni Törtchen auf Basilikumsauce: 7 Personen

25 dag Makkaroni, 10 dag mageren Schinken, 2 Stück Karotten, 5 dag Frühlingszwiebel oder Stangensellerie, 5 dag Butter, 3 Stück Eier, 10 dag Käse, 1 Becher Creme fraiche, 2 El Petersilie, 1EL Basilikum, Salz, Pfeffer, Knoblauch, Muskatnuss.

Für die Förmchen: zerlassene Butter und etwas Brösel

Für die Sauce: 250ml Suppe, 250ml Sauerrahm, 3 El gehacktes Basilikum, 1 EL glattes Mehl, Zitronensaft, Salz, Pfeffer.

Kleine ofenfeste Förmchen mit Butter bestreichen und mit Brösel bestreuen.

Nudel al dente kochen und gut abtropfen lassen.

Karotten, Sellerie oder Frühlingszwiebel kleinschneiden, sowie den Schinken in Würfel schneiden.

Gemüse bissfest kochen und abkühlen lassen.

Backrohr auf 180 Grad vorheizen.

Eier trennen, die Zimmerwarme Butter schaumig rühren, Dotter nach und nach darunterrühren.

Creme fraiche einrühren und Nudel, sowie Gemüse, Schinken, Käse und die Kräuter dazugeben.

Dier Masse mit den Gewürzen abschmecken.

Eiklar zu Schnee schlagen und unter die Nudelmasse heben.

Masse in die vorbereiteten Formen füllen und im vorgeheizten Rohr ca. 50 Minuten backen.

Basilikumsauce: Suppe aufkochen, Sauerrahm mit Mehl verrühren, in die kochende Suppe einrühren und ca. 1 Minute köcheln lassen. Gehacktes Basilikum dazugeben.

Gewürze und Zitronensaft dazugeben und mit dem Stabmixer kurz aufschäumen.

Makkaronitörtchen aus den Formen nehmen und mit der Basilikumsauce anrichten.

Fischstäbchen mit Apfel- Karottendip: 2 Personen

25 dag Seelachfilet, Scholle oder Forellenfilet, 2 EL leicht Mayonnaise, 10 dag Naturjogurt, 2 EL Zitronensaft, 1 kleinen Apfel, 1 Frühlingszwiebel, 1 Karotte, Salz, Pfeffer, 2 EL Mehl, 1 Ei, 3 EL Semmelbrösel, 2 EL geriebene Mandeln, 3EL Rapsöl oder Ceres, ½ Zitrone.

Für den Dip die Mayonnaise mit Jogurt und dem Zitronensaft verrühren.

Die Äpfel halbieren und entkernen.

Frühlingszwiebel und Karotte schälen und alles würfelig schneiden.

Alle Zutaten unter das Dip rühren und würzen.

Fisch kalt abspülen, kleine Stäbchen schneiden und mit Salz und Pfeffer würzen.

Fisch zuerst in Mehl, Eier und zum Schluss in den Mandeln wenden. So entsteht eine gesunde Panade.

Öl in einer Pfanne leicht erhitzen und die Fischstäbchen leicht herausbraten.

Statt Mandeln können Sie auch gehackte Nüsse oder Kürbiskerne verwenden.

Bratapfel mit Vanillesauce: 2 Personen

4 kleine Äpfel, ½ Päckchen Vanillesaucenpulver, 1 EL Vanillezucker, 2 EL Zucker, ¼ l Milch, 1 EL Rosinen, 1 EL Zitronensaft, 3 dag Haselnüsse oder Mandeln, 1 EL Honig, 1 EL Creme fraiche, 2 Prisen Zimt, Zitronenschale.

Für die Vanillesauce bereiten Sie einen etwas dünneren Vanillepudding laut Beschreibung auf dem Puddingsäckchen vor.

Äpfel gut waschen und abtrocknen lassen.

Stiele und Kerngehäuse entfernen und das Innenleben des Apfels aushöhlen.

In die Höhle Zitronensaft träufeln.

Den Backofen auf 200 Grad vorheizen.

Die Nüsse, Zitrone, Rosinen, Honig und Creme fraiche zusammenmischen und in den Apfel füllen.

Den Zimt darüber streuen.

Im Backofen ca. 20 Minuten backen und mit der Vanillesauce servieren.

Hier habe ich Ihnen nur einige meiner Rezepte aufgeschrieben.

Ein Kochbuch mit vielen weiteren leckeren Rezepte zum Schlank bleiben ist gerade in Vorbereitung.

Ich wünsche Ihnen eine tolle Zeit, in dem Sie einen gesunden Weg finden, Ihr Übergewicht auf einfache Art und Weise, in den Griff zu bekommen.

Für Fragen und Anregungen stehe ich ihnen gerne zur Verfügung:

Kristindemar@gmx.at

Haftungsrecht:

Die Benutzung dieses Buches und die Umsetzung der darin enthaltenen Informationen erfolgt ausdrücklich auf eigenes Risiko. Der Verlag und der Autor können für etwaige Unfälle und Schäden jeder Art, die sich beim Nachmachen der in diesem Buch aufgeführten Tätigkeiten ergeben, aus keinem Rechtsgrund eine Haftung übernehmen.

Haftungsansprüche gegen den Verlag und den Autor für Schäden materieller und ideeller Art, die durch die Nutzung fehlerhafter und /oder unvollständiger Information verursacht wurden, sind grundsätzlich ausgeschlossen.

Druckfehler und Falschinformationen können nicht vollständig ausgeschlossen werden. Der Verlag und auch der Autor übernehmen keine Haftung für die Aktualität, Richtigkeit und Vollständigkeit der Inhalte des Buches, ebenso nicht für Schreib oder Druckfehler.

Es kann keine juristische Verantwortung sowie Haftung in irgendeiner Form für fehlerhafte Angaben und daraus entstandenen Folgen vom Verlag oder vom Autor übernommen werden.

Für die Inhalte von den in dem Buch abgedruckten Internetseiten sind ausschließlich die Betreiber der jeweiligen Internetseiten verantwortlich. Der Verlag und der Autor haben keinen Einfluss auf die Gestaltung und Inhalte fremder Seiten.

Verlag und Autor distanzieren sich daher von allen fremden Inhalten. Zum Zeitpunkt der Verwendung waren keinerlei illegale Inhalte auf den Webseiten vorhanden.